一般社団法人 日本排尿機能学会
標準用語集 第1版
The JCS Standard Terminology
for Lower Urinary Tract Dysfunction

[編集]
日本排尿機能学会用語委員会

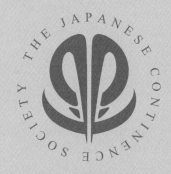

一般社団法人 日本排尿機能学会

中外医学社

The JCS Standard Terminology for Lower Urinary Tract Dysfunction the 1st Edition 2020

Committee members:
Yasuhiko Igawa, Noritoshi Sekido, Takahiko Mitsui, Yoshitaka Aoki, Tetsuya Fujimura, Minoru Miyazato, Yasuyuki Suzuki, Tamami Taniguchi

ⓒ The Japanese Continence Society
1-4-2 Kasumigaseki, Chiyoda-ku, Tokyo 100-0013 Japan
Tel: +81-3-3508-1230 Fax: +81-3-3508-1257
http://japanese-continence-society.kenkyuukai.jp/

Publisher: CHUGAI-IGAKUSHA
62 Yarai-cho, Shinjyuku-ku, Tokyo 162-0805 Japan
Tel: +81-3-3268-2701 Fax: +81-3-3268-2722
http://www.chugaiigaku.jp/

ISBN 978-4-498-06434-8

巻頭言

　疾患の疫学, 病態, 診断, 治療の研究および診療において, 用語基準はきわめて重要であり, 世界中の研究者および臨床家が共通言語を認識することは基本的要件となります. 下部尿路に関する用語基準については, 2002 年に国際禁制学会 (International Continence Society) により大幅な改訂が行われ, 日本排尿機能学会から「下部尿路機能に関する用語基準: 国際禁制学会標準化部会報告」として, 2003 年に日本語訳が出版されました. 他方, その後も国際禁制学会から, 下部尿路機能に関するさまざまな領域の用語に関して, 多くの報告書が公開されていますが, 2002 年以降の用語改訂については日本語版の作成は行われていません. 現在, 本邦は下部尿路機能障害の領域において, 研究, 臨床いずれにおいても世界をリードする研究成果を発信しているなか, 最新の国際的用語基準の日本語版の作成は喫緊の課題となっていました.

　今回, 日本排尿機能学会の用語委員会により, 国際禁制学会および国際小児禁制学会がまとめた用語に関する報告書について, 重要な領域の用語を日本排尿機能学会標準用語集としてまとめていただきました. 本用語集は, 症状, 徴候, 検査, 診断, 治療, 小児の領域に分けて, 下部尿路機能障害の診療, 研究に携わる本邦の専門家を対象として編纂されています.

　膨大な作業により貴重な本用語集を編纂していただいた日本排尿機能学会用語委員の先生方に心から深謝するとともに, 質の高い仕事に敬意を表します. また, 下部尿路機能障害の研究, 診療に携わる先生方が本用語集を活用して, 優れた研究・診療成果を国内および世界に発信されることを期待いたします.

　2020 年 4 月

一般社団法人日本排尿機能学会 理事長

後 藤 百 万

はじめに

　学会発表や論文発表などの学術活動の場での互いの情報交換のためには共通して使用できる標準用語が不可欠である．下部尿路機能およびその障害に関する標準用語としては，International Continence Society（ICS，国際禁制学会）が 2002 年に標準用語基準 1) を発行し，本学会が 2003 年にその日本語訳の用語基準 2) を発刊しているが，その後今日まで改訂されずにいた．

　ICS は，その後，いくつかのカテゴリーに関して標準用語報告書を出版し，国際的に共通して使用できる標準用語を提示している．今回，その中から主なものを選出して，原則としてそれらに準拠した一冊の標準用語集にまとめることになった．対象とする報告書としては，比較的最近発刊されており，重要度の高いと思われる，Adult Male Lower Urinary Tract Symptoms（LUTS），Adult Neurogenic Lower Urinary Tract Dysfunction（LUTD），および Nocturia に関する 3 編 3-5) を選出し，それらに International Children's Continence Society（ICCS，国際小児禁制学会）が作成した Children and Adolescents に関する 1 編 6) を加えることとした．本標準用語集の作成目的は，下部尿路機能障害の診療・研究に携わる本邦の専門家が，学術活動の場で共通して使用できる標準用語を提供することにある．ICS ならびに ICCS の標準用語に原則として準拠することよって，国内外を問わず共通して活用できるものを目指して作成した．そのため，日本泌尿器科学会 (JUA) や日本ストーマ・排泄リハビリテーション学会 (JSSCR) などの関連学会が編集した用語集や本学会ならびに JUA，日本小児泌尿器科学会などの関連学会が発刊している診療ガイドラインや手引きで用いられている用語との整合性は，ある程度考慮したものの，必ずしもそれと一致するとは限らない．

　なお，「排尿症状」，「排尿（機能）障害」という用語は，「尿排出症状」，「尿排出（機能）障害」のみを指す "狭義の排尿症状，排尿（機能）障害" を意味するが，一般に広義では，「蓄尿症状」，「蓄尿（機能）障害」を含む "下部尿路症状，下部尿路機能障害" を指す慣習がある．そこで，本用語集では，このような混乱を避けるため，症状，機能，機能障害を修飾する用語としては，誤解を生みかねない「排尿」という用語を単独で用いることを避け，「排尿［時］症状（尿排出［時］症状)」，「尿排出機能（排

尿機能)」,「尿排出機能障害(排尿機能障害)」と併記した表記を使用することとした.

ICS標準用語報告書の中では,既出の報告と区別するために,既出の報告を変更したものを"CHANGED"(変更),新しく作ったものを"NEW"(新規)として記載されている.それに倣って,本書でも,2002年に発刊されたICS標準用語基準を基に,「変更あり」には★,「新規」には✝の記号を用語の後ろに付記した.

文献

1) Abrams P, Cardozo L, Fall M, et al; Standardisation Sub-committee of the International Continence Society. The standardisation of terminology of lower urinary tract function: report from the Standardisation Sub-committee of the International Continence Society. Neurourol Urodyn. 2002; 21: 167-78.
2) 本間之夫,西沢 理,山口 脩.下部尿路機能に関する用語基準:国際禁制学会標準化部会報告.日排尿機能会誌.2003; 14: 278-89.
3) D'Ancona C, Haylen B, Oelke M, et al; Standardisation Steering Committee ICS and the ICS Working Group on Terminology for Male Lower Urinary Tract & Pelvic Floor Symptoms and Dysfunction. The International Continence Society (ICS) report on the terminology for adult male lower urinary tract and pelvic floor symptoms and dysfunction. Neurourol Urodyn. 2019; 38: 433-77.
4) Gajewski JB, Schurch B, Hamid R, et al. An International Continence Society (ICS) report on the terminology for adult neurogenic lower urinary tract dysfunction (ANLUTD). Neurourol Urodyn. 2018; 37: 1152-1161.
5) Hashim H, Blanker MH, Drake MJ, et al. International Continence Society (ICS) report on the terminology for nocturia and nocturnal lower urinary tract function. Neurourol Urodyn. 2019; 38: 499-508.
6) Austin PF, Bauer SB, Bower W, et al. The standardization of terminology of lower urinary tract function in children and adolescents: update report from the standardization committee of the International Children's Continence Society. Neurourol Urodyn. 2016; 35: 471-81.

日本排尿機能学会用語委員会

委員長

井 川 靖 彦　長野県立病院機構長野県立信州医療センター

委員（五十音順）

青 木 芳 隆　福井大学医学部泌尿器科
鈴 木 康 之　東京都リハビリテーション病院泌尿器科
関 戸 哲 利　東邦大学医療センター大橋病院泌尿器科
谷 口 珠 実　山梨大学大学院総合研究部医学域看護学系健康・生活支援看護学講座
藤 村 哲 也　自治医科大学腎泌尿器外科学講座
三 井 貴 彦　山梨大学大学院総合研究部泌尿器科学
宮 里　　実　琉球大学医学部システム生理学講座

目　次

A 症状 (SYMPTOMS)

病的な現象または構造，機能や感覚の正常からの逸脱は，疾病や健康上の問題の指標となる可能性がある．症状は，個人が自発的に訴えるか，もしくは個人のパートナーまたは介護者により述べられることもある．

1 下部尿路症状 (Lower urinary tract symptoms: LUTS) ★

下部尿路に関連する症状．蓄尿［時］症状，排尿［時］症状（尿排出［時］症状），排尿後症状，下部尿路痛と他の骨盤痛に分類される．膀胱，前立腺，尿道，および / または隣接する骨盤底または骨盤臓器に由来する場合もあれば，解剖学的に同様な神経支配下にある臓器（例：下部尿管）に関連して生じることもある．

1.1 蓄尿［時］症状 (Storage symptoms)

下部尿路症状のうち，膀胱蓄尿相（時）にみられる症状を指す．

1.1.1 頻尿 (Increased urinary frequency) †

個人（または介護者）が正常と考えるよりも排尿回数が多すぎるという愁訴．排尿の時間と回数は規定されていない．

1.1.2 昼間頻尿 (Increased daytime urinary frequency) ★

個人（または介護者）が，昼間の排尿回数が多すぎるという愁訴．

1.1.3 夜間頻尿 (Nocturia)

夜間睡眠中に排尿のために 1 回以上起きなければならないという愁訴．ICS Nocturia に関する ICS 標準用語報告書 (2019) では, 症状としての "Nocturia" は, "The number of times urine is passed during the main sleep period.（主要睡眠時間 (帯) の排尿回数）" と解説されているが，ここでは，ICS 標準用語基準（2002）とその日本語訳（2003）に準じた定義とした．

1.1.4 多尿 (Polyuria (global symptom)) †

24 時間の総排尿量が以前の経験よりも著しく増えたという愁訴．

1.1.4.1 昼間多尿 (Diurnal polyuria) †

昼間の排尿量が以前の経験よりも著しく増えたという愁訴．

1.1.4.2 夜間多尿 (Nocturnal polyuria) †

夜間に排尿する量が多いという愁訴．

1.1.5 膀胱充満（感）症状 (Bladder filling (sensory) symptoms) †

膀胱充満時に経験する異常な感覚．

1.1.5.1 膀胱充満感亢進（Increased bladder filling sensation）†

膀胱充満感を，以前に経験したよりも，より早期から，もしくはより強く，または持続的に感じるという愁訴．これは，尿意があるにもかかわらず，排尿を我慢できるという事実により，尿意切迫感とは区別できる．

1.1.5.2 尿意切迫感（Urgency）

急に起こる，我慢することが困難な強い尿意．

1.1.5.3 膀胱充満感減弱（Reduced bladder filling sensation）†

膀胱充満感を，以前に経験したよりも，より弱く，もしくはより遅くに感じるという愁訴．

1.1.5.4 膀胱充満感欠如（Absent bladder filling sensation）†

膀胱充満感とはっきりとした尿意の両方がないという愁訴．

1.1.5.5 非特異的（非典型的）膀胱充満感（Non-specific (atypical) bladder filling sensation (bladder dysesthesia)）†

ぼんやりとした腹部膨満感，自律神経症状（嘔気，嘔吐，めまい），または，痙性（痙縮）のような，膀胱充満時に異常な感覚が起こるという愁訴．これは，正常な膀胱充満感や膀胱痛，圧迫感，不快感とは異なる．

1.1.6 膀胱知覚（Bladder sensation）★

神経因性下部尿路機能障害（を疑う）患者では，膀胱知覚を病歴聴取中に以下のカテゴリーに分類する．

1.1.6.1 正常膀胱知覚（Normal bladder sensation）

膀胱充満感がわかり，それが次第に増して強い尿意に至るのを感じられる．

1.1.6.2 異常知覚（Abnormal sensations）†

膀胱，尿道，または骨盤部の感覚の認識で，臨床的に関連する神経障害（例えば，不完全な脊髄病変）があり，「ちくちくする」「灼熱感」「電気ショック」などの言葉で説明される．

1.1.7 尿失禁症状（症状としての尿失禁）（Urinary incontinence symptoms）★

蓄尿相中に経験する不随意な尿漏れ．

1.1.7.1 切迫性尿失禁（Urgency urinary incontinence: UUI）

尿意切迫感に伴って，不随意に尿が漏れるという愁訴．

1.1.7.2 腹圧性尿失禁（Stress urinary incontinence: SUI）★

労作時または運動時，もしくはくしゃみまたは咳の際に，不随意に尿が漏れるという愁訴．言語によっては，心理的ストレスとの混乱を避けるために，「活動に関連した尿失禁［activity (effort) -related incontinence］」の言葉が好まれることがある．

JCOPY 498-06434

1.1.7.3 | **混合性尿失禁**（Mixed urinary incontinence: MUI）
切迫性尿失禁と腹圧性尿失禁の双方があるという愁訴で，尿意切迫感だけでなく，運動・労作・くしゃみ・咳にも関連して，不随意に尿が漏れるという愁訴．

1.1.7.4 | **夜尿（夜間遺尿）**（Nocturnal enuresis）✝
夜間睡眠中に間欠的に尿が漏れるという愁訴．

    1.1.7.4.1 | **一次性夜尿**（Primary nocturnal enuresis）✝
消失した時期があったとしても 6 カ月に満たない夜尿．

    1.1.7.4.2 | **二次性夜尿**（Secondary nocturnal enuresis）✝
消失していた時期が 6 カ月以上ある夜尿．

1.1.7.5 | **持続性尿失禁**（Continuous urinary incontinence）
持続的に尿が漏れるという愁訴．

1.1.7.6 | **無感覚性尿失禁**（Insensible urinary incontinence）✝
個人が尿漏れを認識しているが，どのようにまたはいつ発生したかわからない尿失禁の愁訴．

1.1.7.7 | **体位変換性尿失禁**（Postural urinary incontinence）✝
（例えば，仰臥位または座位から立位への）姿勢または体位変換中に尿失禁があるという愁訴．

1.1.7.8 | **機能障害性尿失禁（機能性尿失禁）**（Disability associated incontinence）✝
身体的（例えば整形外科的，神経学的）および / または精神的障害のために，通常の時間内にトイレ / 便器に到達することができない機能的障害による尿失禁の愁訴．

    1.1.7.8.1 | **運動機能障害性尿失禁**（Impaired mobility urinary incontinence）✝
運動機能障害のために通常の時間内にトイレに到達できずに尿失禁が生じるという愁訴．

    1.1.7.8.2 | **認知機能障害性尿失禁**（Impaired cognition urinary incontinence）✝
認知機能障害のある患者がトイレを認知できずに尿失禁が生じるという愁訴．

1.1.7.9 | **溢流性尿失禁**（Overflow incontinence）✝
過剰な膀胱充満（原因は特定されない）による尿失禁の愁訴．

1.1.7.10 | **性的興奮時尿失禁**（Sexual arousal incontinence）✝
性的興奮，前戯，および / またはマスターベーション中に尿が不随意に漏れるという愁訴．

1.1.7.11 性的活動時尿失禁（Sexual activity urinary incontinence）†

性行為に関連して，または性行為中に尿失禁があるという愁訴.

1.1.7.12 クライマックス尿失禁（Climacturia）†

オルガスム時に尿が不随意に漏れるという愁訴.

1.1.7.13 その他の尿失禁（Other situational types of urinary incontinence）★

特有の状況で起こるもの，例えば，笑い尿失禁，癲癇発作に関連した尿失禁，馬尾神経障害や多系統萎縮症におけるオヌフ核病変による括約筋除神経に関連した尿失禁などがあげられる.

1.2 排尿［時］症状（尿排出［時］症状）（Voiding symptoms）†

下部尿路症状のうち，排尿相（時）にみられる症状. なお，下部尿路症状全体を指す意味で「排尿症状」という用語を使用すべきではない.

1.2.1 遷延性排尿（排尿遅延）（Hesitancy）★

排尿開始が困難で，排尿準備ができてから排尿開始までに時間がかかるという愁訴.

1.2.2 トイレ恐怖症（Paruresis（"bashful" or "shy bladder"））†

個室では問題なく排尿できるが，（他人のいるような）公衆トイレで排尿を開始できないという愁訴.

1.2.3 腹圧排尿（Straining to void）★

排尿の開始，尿線の維持または改善のために，腹圧を加える必要があるという愁訴.

1.2.4 尿勢低下（Slow (weak) stream）★

尿の勢いが弱いという愁訴.

1.2.5 尿線途絶（Intermittency）★

尿線が排尿中に1回以上途切れるという愁訴.

1.2.6 排尿終末時尿滴下（Terminal dribbling）★

排尿終末時に尿勢が低下して尿が滴下するという愁訴.

1.2.7 尿線分割（Spraying (splitting) of urinary stream）★

尿線が分かれて出るという愁訴.

1.2.8 体位依存性排尿（Position-dependent voiding）†

男性において，自然に排尿できるようにまたは尿排出の改善のため，立位ではなく，便器に腰掛けた姿勢など特異な姿勢を取らなければいけないという愁訴.

1.2.9 排尿時痛（Pain on micturition）†

排尿時に疼痛・灼熱感があるという愁訴.「dysuria」という用語は，定義が難しく意味も明確でないため，使用すべきでない.

JCOPY 498-06434

1.2.10 | **血尿**（Hematuria）†
尿に目で見てわかるほどの血液が混じっているという愁訴．これは，排尿開始時，終末時，排尿中を通して（全血尿とよぶ）いずれでも見られる．

1.2.11 | **気尿**（Pneumaturia）†
排尿中または排尿後に尿道から空気が出るという愁訴．

1.2.12 | **糞尿症**（Fecaluria）†
（尿道から出る）尿中に便が混じるという愁訴．

1.2.13 | **乳び尿**（Chyluria (albiduria)）†
尿中に乳びが混じる（青白いまたは白い，乳白色，濁った）という愁訴．

1.2.14 | **尿閉**（Urinary retention）†
膀胱内に貯留している尿を全く排出できないという愁訴．

1.2.14.1 急性尿閉（Acute urinary retention: AUR）†
排尿をしようと持続的に試みるが排尿できない状態が急性に発症したという愁訴．通常，恥骨上部に（充満した膀胱による）疼痛を伴う．

1.2.14.2 慢性尿閉（Chronic urinary retention: CUR）†
ある程度尿は出せるにもかかわらず，慢性的にまたは反復して尿が排出できないという愁訴．結果的に，少量の尿の頻回の排出や尿失禁という症状で表出されたり，膨満した膀胱として自覚されることがある．

1.3 | **排尿後症状**（Postvoiding symptoms）
下部尿路症状のうち，排尿直後にみられる症状を指す．

1.3.1 | **残尿感**（Feeling of incomplete (bladder) emptying）★
排尿後に完全に膀胱が空になっていない感じがするという愁訴．

1.3.2 | **排尿直後尿意（二重排尿）**（Need to immediately re-void ("encore" or "double"voiding)）†
排尿直後にまた排尿しなければならないという愁訴．

1.3.3 | **排尿後尿滴下**（Post-voiding incontinence）
排尿直後に尿が不随意に滴下するという愁訴．

1.3.4 | **排尿後尿意切迫感**（Post-micturition urgency）†
排尿後にも持続する尿意切迫感があるという愁訴．

1.4 | **下部尿路痛と他の骨盤痛**

1.4.1 | **膀胱痛**（Bladder pain）★
恥骨上部または恥骨後部に感じられる，膀胱に関連した痛み，圧迫感，または不快感である．通常膀胱充満につれて増強し，排尿後に持続することも，ある

いは消退することもある.

1.4.2 | **尿道痛**（Urethral pain）★
排尿前，排尿中かつ，または排尿後に尿道に感じられる，痛み，圧迫感，または不快感である.

1.4.3 | **陰嚢痛**（Scrotal pain）★
陰嚢内や陰嚢周囲に感じられる痛み，圧迫感，または不快感である. 精巣，精巣上体，精索または陰嚢皮膚に限局することも限局しないこともある.

1.4.4 | **会陰部痛**（Perineal pain）
女性では後交連（腟口の後部陰唇）と肛門との間に感じられる痛みであり，男性では陰嚢と肛門との間に感じられる痛みである.

1.4.5 | **骨盤痛**（Pelvic pain）
骨盤内に感じられる痛みである. 膀胱痛，尿道痛，会陰痛などに比べて不明瞭な感覚で，排尿周期や排便機能との関連も明らかでなく，特定の骨盤内臓器に限局しない.

1.4.6 | **生殖器痛**（Genital pain）（小児）†
少女では，腟の痛み，かゆみが，失禁による局所の刺激に伴ってよく認められる. 少年では，陰茎痛と一過性の勃起症が，膀胱充満時，便秘時，または排尿時に包茎の包皮内に尿が溜まることなどに関連して認められることがある.

1.4.7 | **射精痛**（Ejaculatory pain）†
射精の間，もしくは射精後しばらく会陰部，恥骨上，陰茎に痛み，圧迫感，不快感を感じるという愁訴.

1.4.8 | **陰部神経痛**（Pudendal pain (neuralgia)）†
陰部神経の支配領域に痛み，圧迫感，不快感を感じるという愁訴.

1.4.9 | **慢性骨盤痛症候群**（Chronic pelvic pain syndromes）†
慢性の骨盤部の疼痛，圧迫感または不快感を呈するが，明らかな尿路・性器感染や器質的疾患が明らかではない状態. 間質性膀胱炎 / 膀胱痛症候群は，慢性骨盤痛症候群の一部として含まれる.（cf. 間質性膀胱炎 / 膀胱痛症候群）

2 | 下部尿路機能障害を示唆する症状症候群（Symptom syndromes suggestive of lower urinary tract dysfunctions）

2.1 | **過活動膀胱症候群**（Overactive bladder (OAB, urgency) syndrome）
尿意切迫感を必須とし，通常は頻尿および / または夜間頻尿を伴う症状症候群であり，尿失禁を伴う場合（OAB-wet）と尿失禁を伴わない場合（OAB-dry）がある. また，その診断のためには尿路感染および局所的な病態を除外する必要がある.

JCOPY 498-06434

2.2 **低活動膀胱症候群**（Underactive bladder (UAB) syndrome）†

尿勢低下，遷延性排尿（排尿遅延）および腹圧排尿で特徴づけられ，残尿感はある場合とない場合があり，ときに蓄尿症状を伴う．ただし，これらの症状は，排尿筋低活動を示唆するものであるが，排尿筋低活動の診断は，尿流動態検査所見に委ねなければならない．蓄尿症状は多様で，夜間頻尿，昼間頻尿，膀胱充満感減弱および尿失禁などがある．蓄尿症状の発症機序は多様であり，残尿量の増加が関与している場合も多い．

B 徴候 (SIGNS)

疾患や健康問題を示唆する何らかの異常で，検査で発見可能なもの：疾患や健康問題の客観的指標．徴候は医師によって観察されるもので，症状を確認し，定量化する単純な方法によるものも含む．

1 神経学的検査 (Focused neurological exam)

1.1 神経障害レベル (Level of neurologic abnormality) ✝
皮膚知覚帯の図を用いると診察時の知覚・運動障害のパターンからしばしば推定可能である．

1.2 陰茎，陰嚢，または肛門周囲の知覚欠如 (Penile, scrotal, or perianal sensory deficits) ✝
仙髄神経や神経根の障害・損傷の可能性を示唆する．

1.3 球海綿体筋反射 (Bulbocavernosus reflex: BCR, Bulbospongiosus reflex: BSR) ✝
会陰部や性器への各種刺激による骨盤底の横紋筋（肛門括約筋）と球海綿体筋の収縮反射．

1.4 精巣挙筋反射 (Cremasteric reflex) ✝
大腿内側上方を縦に撫でた際に同側の精巣挙筋収縮によって精巣の上方移動が起こる反射．

2 尿失禁徴候（徴候としての尿失禁） (Urinary incontinence signs)

2.1 尿失禁 (Urinary incontinence)
診察時の不随意な尿漏出所見．

2.2 腹圧性尿失禁（臨床的腹圧性尿失禁） (Stress urinary incontinence: SUI (Clinical stress leakage)) ★
運動，体動，くしゃみや咳に伴う外尿道口からの不随意な尿漏出所見．

2.3 切迫性尿失禁 (Urgency urinary incontinence: UUI) ★
突然の耐えがたい尿意に伴う外尿道口からの不随意な尿漏出所見．

2.4 尿道外尿失禁 (Extra-urethral incontinence)
瘻孔などの尿道口以外の経路からの不随意な尿漏出所見．

3 尿閉の徴候 (Signs of urinary retention) ✝
膀胱内の尿を適切に排出できないこと．発症形式によって急性と慢性に，尿排出の可否によって完全，不完全に分類される．

JCOPY 498-06434

3.1 | **急性尿閉**（Acute urinary retention）★
患者は，膀胱が充満しているにもかかわらず排尿することができない状態で，診察においてその膀胱は，痛みを伴い膨張し，触診や打診で容易に診断できる.

3.2 | **慢性尿閉**（Chronic urinary retention）★
一般的に（いつもではないが）無痛で触診または打診で膀胱を確認でき，そこには慢性的な多量の残尿を認める. 患者は遅い尿流と慢性的な尿排出不全を自覚するが，無症状のこともある. 慢性尿閉の患者が急性尿閉となり排尿できなくなることを慢性尿閉の急性増悪（Acute on chronic retention）と診断する. 尿閉により過度に充満した膀胱と直接関連した不随意な尿の漏れは，溢流性尿失禁（Overflow incontinence）もしくは尿溢流を伴う尿閉（Retention with overflow）とよぶ.

3.3 | **完全尿閉**（Complete urinary retention）†
意識的にせよ無意識的にせよ，膀胱内に貯留している尿を少しも排出できない（あるいはカテーテルの使用が必要である）状態で，解剖学的あるいは機能的な膀胱出口部閉塞，排尿筋低活動，あるいはその両者による.

3.4 | **不完全尿閉**（Incomplete urinary retention）†
解剖学的あるいは機能的膀胱出口部閉塞，排尿筋低活動，あるいはその両者のため，膀胱内の尿を充分に排出できない状態で，排尿量が残尿量よりも少ない場合を指す.

4 | **骨盤底筋機能**（Pelvic floor muscle (PFM) function）

4.1 | **骨盤底筋（群）過活動**（Overactive pelvic floor muscles）†
骨盤底筋が，排尿・排便などで本来機能的に弛緩すべき時に，弛緩しないか，むしろ収縮する病態.

4.2 | **骨盤底筋（群）低活動**（Underactive pelvic floor muscles）†
骨盤底筋（群）が，指示された時や必要時に随意的に収縮できない病態.

5 | **頻度・尿量記録 / 排尿日誌**（Frequency-volume chart/ Bladder diary）

5.1 | **頻度・尿量記録（排尿記録）**（Frequency volume chart: FVC）★
少なくとも 24 時間にわたって，毎回の排尿時刻と排尿量を記載した記録. 理想的には（連続でなくても）最低 3 日行うと臨床的有用性が高まる. 昼間排尿と夜間排尿の確実な区別が重要である.

5.2 | **排尿日誌**（Bladder diary）★
排尿日誌では，上記の FVC に加え，水分摂取，パッド使用，尿失禁の契機，程度や状況も記録する. FVC や排尿日誌に記載される徴候は重要である. 尿意切迫感や尿意の状況や，不随意の尿失禁が突然なのか何の契機で起きるかも記録する. 排尿日誌の付随情報には，失禁の回数やパッド使用の観点からの尿失禁の重症度が含まれる.

5.2.1 | **昼間**（Daytime）†
起床目的で覚醒してから睡眠目的で就寝するまでの時間帯（起きている時間）.

5.2.2	**夜間**（Night-time）★ 眠る意図で床に就いてから，翌朝もう眠らない意図で起床するまでの間．これは，（日没から日の出までの）太陽活動周期ではなく個人の睡眠周期で定義される．
5.2.3	**主要睡眠時間（帯）**（Main sleep period）† 入眠時から翌朝起床時までの夜間睡眠時間帯．
5.2.4	**起床後初回排尿（早朝初回排尿）**（First morning void）† 起床後の初回排尿．
5.2.5	**夜間の**（Nocturnal）★ 夜間に発生，発症する．症状や徴候で夜間にみられるもの．
5.2.6	**昼間排尿回数**（Daytime (urinary) frequency） 起きている間に記録された排尿回数．就寝前の最後の排尿と朝に覚醒して起床した後の最初の排尿を含む．
5.2.7	**夜間排尿回数**（Night-time (urinary) frequency）★ 就床から離床までの排尿回数．
5.2.8	**夜間睡眠中排尿回数**（Nocturia）★ 夜間睡眠中（主要睡眠時間 (帯)）に記録された排尿回数で，排尿日誌による．
5.2.9	**24 時間排尿回数**（24-hour (urinary) frequency）★ 24 時間の昼間排尿回数と夜間排尿回数の合計．
5.2.10	**24 時間尿量**（24-hour urine volume=24-hour production）† 24 時間の尿量をすべて合計した尿量．採尿は，通常は起床後 2 回目の排尿から開始し，翌朝の起床後初回排尿までを合計する．
5.2.11	**最大排尿量**（Maximum voided volume）★ 1 回の排尿で排出される最も多い尿量．
5.2.12	**平均排尿量**（Average voided volume）† 評価期間中の排尿総量を排尿回数で割ったもの．
5.2.13	**平均最大排尿量（機能的膀胱容量）**（Mean maximum voided volume (Functional capacity)）† 日常生活における平均最大排尿量．
5.2.14	**多尿**（Polyuria）★ 24 時間で体重（kg）× 40 mL を超える尿量の場合，多尿と定義する．
5.2.15	**夜間尿量**（Nocturnal urine volume）★ 就寝してから起床するまでの尿量（主要睡眠時間 (帯) に産生される総尿量）．したがって，就寝前の最後の尿は含まれず，朝に起床後の最初の尿は含まれる．

JCOPY 498-06434

5.2.16 | **夜間多尿**（Nocturnal (night-time) polyuria）★

24時間尿量のうち夜間尿量の割合が多い場合をいう．この夜間尿量には就寝前の最後の尿は含まれず，朝に起床後の最初の尿は含まれる．夜間多尿指数〔Nocturnal polyuria index: NPi,（夜間尿量 / 24時間尿量）× 100（%）〕が最も一般的に用いられる．NPiは年齢に依存するが，明確な年齢区分はない．NPiが一般的に，（例えば，65歳を超える）高齢成人では33%を，若年成人では20%をそれぞれ超えた場合に，夜間多尿と定義される．

5.2.17 | **パッドテスト**（Pad testing）★

尿（便）失禁患者の，検査時間中のパッドの重量増加（検査前後で重量測定）で個々の尿（便）失禁を定量化する．失禁の重症度判定基準にもなりうる．検査時間は短時間（1時間）のテストから24時間，48時間のテストまであり，失禁誘発法も日常の生活動作から特定手段まで多種ある．

C 検査 (TESTS, STUDIES)

1　ウロダイナミクス（尿流動態検査）(Urodynamics, Urodynamic studies) ★

下部尿路の正常と異常に関連する全ての生理学的パラメータの測定法.

1.1　国際禁制学会標準尿流動態検査(ICS Standard Urodynamic Test) †

尿流測定，残尿測定，膀胱内圧測定および内圧尿流検査を指す.

1.2　尿流測定(Uroflowmetry) †

尿流量計を用いて，排尿パターンを評価し，尿流量，排尿量，排尿時間を測定する検査法.

1.2.1　尿流波形(Urine flow curve) ★

尿道を通過する尿流の様式は持続的と間欠的がある.

1.2.1.1　持続的波形(Continuous curve) ★

尿流の中断（途絶）がない尿流波形.

1.2.1.2　間欠的波形(Intermittent curve) ★

尿流が中断される尿流波形.

1.2.2　尿流量（UFR, 単位: mL/s）(Urine flow rate (UFR, unit: mL/s)) ★

単位時間あたりの尿道からの排尿量.

1.2.3　排尿量（VV, 単位: mL）(Voided volume (VV, unit: mL)) ★

尿道から排出された1回の全尿量.

1.2.4　最大尿流量（MUFR, 単位: mL/s）Qmax (Maximum (urine) flow rate (MUFR, unit: mL/s)–Qmax) ★

尿流量の最大値. ただし，アーチファクトを修正する必要がある.

1.2.5　尿流時間（FT, 単位: 秒）(Flow time (FT, unit: s)) ★

尿流が実際に測定可能だった時間.

1.2.6　平均尿流量（AUFR, 単位: mL/s）Qave (Average (urine) flow rate (AUFR, unit: mL/s)–Qave) ★

排尿量を尿流時間で割ったもの.

1.2.7　排尿時間（VT, 単位: 秒）(Voiding time (VT, unit: s)) ★

中断（尿線途絶）を含めた排尿時間の合計. 中断のない排尿では尿流時間と等しくなる.

1.2.8　最大尿流量到達時間（tQmax, 単位: 秒）(Time to maximum urine flow rate

(tQmax, unit: s)）★
　排尿開始から最大尿流量までの経過時間.

1.2.9 　残尿量（PVR，単位: mL）（Post-void residual (urine volume)(PVR, unit: mL)）†
　排尿完遂後の膀胱内に残った尿の量.

1.3 　**膀胱内圧測定**（Cystometry）★
　膀胱注入時における膀胱の圧と容量の関係を測定する検査.

1.3.1 　膀胱内圧曲線（Cystometrogram: CMG）†
　時間経過に伴う膀胱の圧と容量のグラフ記録.

1.3.2 　膀胱内圧測定の条件（Conditions for cystometry）†

1.3.2.1 　注入液の温度（Temperature of fluid）†
　通常は室温の液体が用いられる. 体温まで温めてもよいが, 結果に影響するという事実はない.

1.3.2.2 　患者の体位（Position of patient）†
　異常排尿筋活動（すなわち過活動）は, 仰臥位よりも座位（立位）のほうが誘発されやすい. 男性患者では, 検査中ある段階で, 望ましければ, 立位で注入を行ってもよい. 多くの男性は立位で排尿するからである.

1.3.2.3 　注入速度（Filling rate）†
　注入速度は検査中の変更も含め, 尿流動態レポートに記載すべきである. 通常, ルーチン検査では, 中等度の注入速度（25〜50 mL/min）が適用されるべきである. より緩徐な注入速度（25 mL/min 以下）は, 低コンプライアンス, 排尿日誌上での低容量膀胱, 神経因性下部尿路機能障害などが考えられる場合に適している. より急速な注入速度は 50 mL/min 以上である.

1.3.3 　膀胱内圧（Pves, 単位: cmH_2O）（Intravesical pressure (Pves, unit: cmH_2O)）★
　膀胱内に挿入されたカテーテルで直接測定された膀胱内の圧のこと.

1.3.4 　腹圧（Pabd, 単位: cmH_2O）（Abdominal pressure (Pabd, unit: cmH_2O)）★
　膀胱周囲の圧のこと. 通常, 直腸圧を測定することにより評価するが, 消化管ストーマからの圧を代わりに用いることも可能である. 膀胱内圧を解釈するには, 腹圧の同時測定が必須である. 排尿筋圧のトレース上のアーチファクトは, 直腸収縮により生じることもあるからである.

1.3.5 　排尿筋圧（Pdet, 単位: cmH_2O）（Detrusor pressure (Pdet, unit: cmH_2O)）★
　膀胱内圧の構成要素であり, 膀胱壁の（受動的および能動的）力によって生じる. これは, 膀胱内圧から腹圧を引いて算出する（Pdet=Pves−Pabd）.

1.4 　**注入法による膀胱内圧測定**（Filling cystometry）★
　膀胱注入時における膀胱の圧と容量の関係を測定する方法. 注入相は注入開始を起点とし, 尿流動態評価者によって「排尿許可」が与えられた時点, または

膀胱内貯留液の不随意の漏出が起きた時を終了点とする.

1.4.1　目的（Aims）†

膀胱知覚，膀胱容量，排尿筋活動，コンプライアンスを評価するばかりではなく尿漏出（その状況と漏出時の排尿筋圧を含む）を記録することが目的である.

1.4.2　定義（Definitions）†

膀胱蓄尿機能は，膀胱知覚，排尿筋活動，膀胱コンプラアンスと膀胱容量に基づいて記載されるべきである. 確認された蓄尿異常は，臨床に関連した神経学的異常の結果であったりそうでない可能性もある.

1.4.3　膀胱知覚（Bladder sensation）★

通常，注入法による膀胱内圧測定中に充満感に関連して患者に問いかけることによって評価される.

1.4.3.1　初発膀胱充満感（First sensation of bladder filling）

患者が初めて膀胱の充満感を感じたときの感覚.

1.4.3.2　初発尿意（First desire to void）★

患者が排尿したいかもしれないと最初に感じた時の感覚.

1.4.3.3　正常尿意（Normal desire to void）†

患者が次に機会があったら排尿したいが，必要ならば先延ばしできるという感覚.

1.4.3.4　強い尿意（Strong desire to void）

漏れのおそれはないものの持続的に尿意があるという感覚.

1.4.3.5　尿意切迫感（Urgency）

急に起こる抑えられないような強い尿意.

1.4.3.6　正常膀胱知覚（Normal bladder sensation）

注入法による膀胱内圧測定中に3つの定義されたポイント（ICS 提唱），すなわち，初発膀胱充満感，初発尿意および強い尿意，での膀胱容量と患者の訴えた症状との関連で評価される.

1.4.3.7　膀胱知覚過敏（Bladder oversensitivity）★

膀胱注入時に，以下の所見を伴う膀胱知覚の亢進：初発尿意が早い，強い尿意が低容量で早く起こる，最大膀胱容量が低い，排尿筋圧の異常な上昇がない.

1.4.3.8　膀胱知覚低下（Reduced bladder sensation）

注入法による膀胱内圧測定中に評価される膀胱知覚が低下していること.

1.4.3.9　膀胱知覚欠如（Absent bladder sensation）★

注入法による膀胱内圧測定中に，少なくとも期待膀胱容量である

JCOPY 498-06434

500 mL まで注入しても，膀胱知覚は欠如していること.

1.4.3.10 異常膀胱知覚（Abnormal sensations）†

臨床的に有意な（関連する）神経疾患（例：不完全脊髄障害）を認める患者で，膀胱，尿道，または骨盤内に，"ずきずき"，"灼熱"，"電気ショック"と表現されるような感覚を意識すること.

1.4.3.11 非特異的膀胱知覚（Non-specific bladder awareness）★

臨床的に有意な（関連する）神経疾患（例：不完全脊髄障害）を認める患者で，膀胱充満を腹部膨満感，自律神経症状，痙性，または他の非膀胱知覚として感じること.

1.4.3.12 膀胱痛（Bladder pain）★

膀胱に関連して知覚される不快な感覚（痛み，圧迫感，不快感）. 注入法による膀胱内圧測定中の痛みの訴えは異常である. 部位，性質，そして持続時間を明記する.

1.4.4 注入法による膀胱内圧測定中の膀胱容量（Bladder capacity during filling cystometry）

1.4.4.1 膀胱内圧測定上の膀胱容量（単位: mL）（Cystometric capacity (unit: mL)）★

注入法による膀胱内圧測定検査の終了時点（通常，尿流動態評価者によって「排尿許可」が与えられた時点）の膀胱内容量のこと. この終了時点は，例えば患者が正常な尿意を感じた時点で注入を止めた場合には，そのように明記する.

1.4.4.2 最大膀胱容量（単位: mL）（Maximum cystometric capacity (unit: mL)）★

膀胱知覚の正常な患者において，注入法による膀胱内圧測定中，これ以上排尿を我慢できない時点の容量である.

1.4.5 注入法による膀胱内圧測定中の排尿筋機能（Detrusor function during filling cystometry）

1.4.5.1 正常排尿筋活動 / 機能（Normal detrusor activity/function）★

膀胱の充満に伴う圧変化が全くまたはほとんど起こらない. 自然にまたは，体位変換，咳，または流水の音を聞かせるなど誘発刺激でも排尿筋収縮が起きない.

1.4.5.2 排尿筋過活動（Detrusor overactivity: DO）★

注入法による膀胱内圧測定中に排尿筋収縮を認める病態を指す. これらの排尿筋収縮は，自然にまたは誘発刺激で起こるが，膀胱内圧曲線上にさまざまな持続と振幅からなる波形を生み出す. 収縮は，一過性または終末時かもしれない. これらの収縮は，患者により抑制されることもあるし，制御不能であることもある. 症状，例えば，尿意切迫感，切迫性尿失禁，または収縮の知覚はある場合とない場合があるが，ある場合は

記載すべきである.

1.4.5.2.1 特発性排尿筋過活動（Idiopathic detrusor overactivity）★
不随意の排尿筋収縮の明らかな原因が存在しない場合.

1.4.5.2.2 神経因性排尿筋過活動（Neurogenic detrusor overactivity）★
排尿筋過活動と関連する神経学的異常の根拠があること（病歴，明らかなあるいは重大な障害）．以下の亜型がある.

1.4.5.2.2.1 一過性排尿筋過活動（Phasic detrusor overactivity）★
特徴的な収縮波形によって容易に認識され，尿失禁に至る場合もあれば，至らない場合もある.

1.4.5.2.2.2 終末時排尿筋過活動（Terminal detrusor overactivity）★
膀胱内圧測定上の最大膀胱容量あるいはその近くで起こる不随意な排尿筋収縮で，抑制が不可能であり，失禁となり，通常そのまま排尿に至るものと定義される（反射性排尿）.

1.4.5.2.2.3 持続性排尿筋過活動（Sustained detrusor overactivity）✝
排尿筋静止圧に戻らない持続的排尿筋収縮と定義される.

1.4.5.2.2.4 複合性排尿筋収縮（Compound detrusor contraction）✝
一過性の排尿筋過活動のうち，排尿筋過活動が生じる都度，過活動時の排尿筋圧と基線圧が漸増するものと定義される.

1.4.5.2.2.5 高圧排尿筋過活動（High pressure detrusor overactivity）✝
一過性，終末時，持続性，あるいは混合性の排尿筋過活動で最高圧も高値であり，検者によって，その高い排尿筋圧が患者の腎機能，健康を損う可能性があると判断されるものと定義される．その排尿筋圧の数値は記録上報告されるべきものである.

1.4.5.2.2.6 神経因性排尿筋過活動性尿失禁（Neurogenic detrusor overactivity incontinence）✝
神経因性排尿筋過活動による尿失禁のこと.

1.4.5.2.3 非神経因性排尿筋過活動（Non-neurogenic detrusor

JCOPY 498-06434

overactivity）†
特定しうる非神経因性の原因が膀胱注入時の不随意な排尿筋収縮の原因として存在する．例えば，機能的（閉塞性），結石，腫瘍（上皮内癌），尿路感染．

1.4.5.3 | **膀胱（排尿筋）コンプライアンス（単位：mL/cmH$_2$O）**（Bladder (detrusor) compliance (unit: mL/ cmH$_2$O)）★

1.4.5.3.1 | **定義**（Definition）
膀胱の伸展性の尺度としての膀胱内容量の変化と，これと同時に起こる排尿筋圧の変化との関係．

1.4.5.3.2 | **計算方法**（Calculation）★
注入法による膀胱内圧測定中に，膀胱内容量の変化（ΔV）をこれと同時に起こる排尿筋圧の変化（$\Delta Pdet$）で除して算出する（$C = \Delta V/ \Delta Pdet$）．コンプライアンスは膀胱の圧力を 1 cmH$_2$O 上昇させるための膀胱内容量を反映し，単位は mL/cmH$_2$O で表される．

1.4.5.3.3 | **影響する因子**（Factors affecting the measurement of bladder compliance）†

1.4.5.3.3.1 | **注入速度**（Bladder filling speed）†
膀胱コンプライアンス低下を示唆する根拠がなければ，膀胱は 50 mL/min までの速度で充満されるべきである．より速い注入速度はより強い刺激となり，膀胱コンプライアンスを人為的に低下させる可能性がある．このアーチファクトは注入を中止するか，より緩徐な速度で注入を繰り返すことで鎮静化する可能性がある．

1.4.5.3.3.2 | **排尿筋の収縮 / 弛緩特性**（Contractile/relaxant properties of the detrusor）†
膀胱壁の特性（性質）はコンプライアンスを低下させる場合がある．例えば，骨盤部放射線照射，化学療法，膀胱の過伸展などである．

1.4.5.3.3.3 | **その他の因子（コンプライアンス増加）**（Other factors (increased compliance)）†
膀胱憩室（仮性憩室も含む）や高グレードの膀胱尿管逆流．

1.4.5.3.4 | **コンプライアンス計算のための開始点**（Starting point for compliance calculations）★
通常，注入開始時の排尿筋圧とこれに対応する膀胱内容量

（通常ゼロ）．測定開始時に膀胱が確実に空虚となっているように細心の注意を払うべきである：完全に空虚になっていないと膀胱コンプライアンスは実際よりも（本来の値よりも）低下する可能性がある．

1.4.5.3.5 コンプライアンス計算のための終了点（End point for compliance calculations）★

膀胱容量到達時の排尿筋圧とそれに対応する膀胱内容量（注入を終了した後に圧が安定するまで待つべきである）．どちらのポイントも排尿筋収縮がない部分で測定される．尿漏れを伴う排尿筋過活動を認める場合，どちらのポイントも排尿筋収縮開始の直前で測定されるべきである（この排尿筋収縮は膀胱内容量を減少させコンプライアンスの算出に影響する）．

女性における低コンプライアンスの定義は以下の通りである．

神経因性の患者：　＜10 mL/cmH$_2$O
非神経因性の患者：＜30 mL/cmH$_2$O

正常コンプライアンスは以下の通りである．

神経因性の患者：　＞30 mL/cmH$_2$O
非神経因性の患者：＞40 mL/cmH$_2$O

男性における推奨値は明確ではない．

1.4.6 反復膀胱内圧測定（尿流動態検査を反復施行する必要がある場合）（Repeat cystometry）✝

異常膀胱機能，病歴とそこから疑われた尿流動態所見との間の不一致，技術的なエラーかつ / またはアーチファクトなどが検査直後の解析で認められた場合に尿流動態検査を反復すること．

1.4.7 尿道閉鎖機構（Urethral closure mechanism）✝

1.4.7.1 正常尿道閉鎖機構（Normal urethral closure mechanism）

腹圧が上昇した場合でも，膀胱充満中の尿道閉鎖圧が正の値を維持できる状態をいう．ただし，排尿筋過活動が尿道閉鎖圧を超えることがある．

1.4.7.2 尿道閉鎖機能不全（Incompetent urethral closure mechanism）★

腹圧を上昇させるような活動中に排尿筋収縮なしに尿が漏れる状態．

1.4.7.2.1 ウロダイナミック腹圧性尿失禁（Urodynamic stress incontinence: USI）

注入法による膀胱内圧測定中の不随意の尿漏れであり，腹圧上昇に関連し，排尿筋収縮は伴わない．

1.4.7.2.2 尿道括約筋不全（内因性括約筋不全）（Intrinsic sphincter deficiency: ISD）✝

尿道閉鎖機構の著明な脆弱化.

1.4.7.3 漏出時圧（Leak point pressures）†
2 つのタイプの漏出時圧測定法がある.
漏出時の圧の値は，漏出の瞬間に測定されるべきである.

1.4.7.3.1 排尿筋漏出時圧（DLPP，単位: cmH$_2$O）（Detrusor leak point pressure (DLPP, unit: cmH$_2$O)）★
これは静的指標である. 膀胱内圧測定中に尿漏出が観察された時の排尿筋圧の最小値であり腹圧上昇は伴わない. DLPP は膀胱出口部あるいは尿道括約筋の抵抗を反映している. DLPP 高値（例えば > 40 cmH$_2$O）は，脊髄損傷や多発性硬化症のような既知の神経障害を有する患者において，上部尿路障害や膀胱への二次的障害のリスクとなりうる. 非神経因性の患者においては，DLPP と上部尿路障害との相関に関するデータはない.

1.4.7.3.2 腹圧下漏出時圧（ALPP，単位: cmH$_2$O）（Abdominal leak point pressure (ALPP, unit: cmH$_2$O)）★
排尿筋の収縮なしに腹圧上昇により漏れが生じた時の膀胱内圧である.

1.4.7.3.3 排尿筋過活動時漏出時圧（DOLPP，単位: cmH$_2$O）（Detrusor overactivity leak point pressure (DOLPP, unit: cmH$_2$O)）†
随意的な排尿筋収縮や腹圧上昇なしに排尿筋過活動によって最初に漏れが生じた時の排尿筋圧上昇の最小値である.

1.4.7.4 排尿筋漏出時容量（DLPV，単位: mL）（Detrusor leak point volume: (DLPV, unit: mL)）†
排尿筋過活動あるいは低コンプライアンスにより最初に漏れが生じた時の膀胱内容量である.

1.5 内圧尿流検査（Pressure-flow studies）★
排尿中の膀胱の圧と容量（尿流）との関係である. それは検者による排尿許可で始まり，患者が排尿が終了したと判断した時に終了する. 記録されるべき測定項目は，膀胱内圧（Pves），腹圧（Pabd），そこから算出された排尿筋圧（Pdet），尿流量である.

1.5.1 内圧尿流検査中の排尿筋圧と他の測定項目（Detrusor pressure and other measurements during pressure-flow studies）†

1.5.1.1 排尿筋開口時圧（Pdet.open，単位: cmH$_2$O）（Detrusor opening pressure(Pdet.open, unit: cmH$_2$O)）†
尿流開始直前に記録された排尿筋圧である.

1.5.1.2 尿流遅延時間（単位: s）（Flow delay (unit: s)）†

最初の圧上昇から尿流開始までの経過時間である．これは，排尿時の最初の等容量性収縮期であり，圧測定のポイントから尿流測定計まで尿が通過するのに要する時間を反映している．

1.5.1.3 尿道開口時圧 (Pdet.uo, 単位: cmH$_2$O) (Urethral opening pressure (Pdet. uo, unit: cmH$_2$O)) ★

測定された尿流の開始時に記録された排尿筋圧である（記録上尿流が出現するまでの遅延時間を考慮すること，通常は＜ 1 s）．

1.5.1.4 最大排尿筋圧 (Pdet.max, 単位: cmH$_2$O) (Maximum detrusor pressure (Pdet.max, unit: cmH$_2$O)) ★

排尿中に記録された最大の排尿筋圧である．

1.5.1.5 最大尿流時排尿筋圧 (Pdet.Qmax, 単位: cmH$_2$O) (Detrusor pressure at maximum flow (Pdet.Qmax, unit: cmH$_2$O)) ★

最大尿流時に記録された排尿筋圧である．

1.5.1.6 尿流終了時排尿筋圧 (Pdet.ef, 単位: cmH$_2$O) (Detrusor pressure at end of flow (Pdet.ef, unit: cmH$_2$O)) ★

尿流終了時の排尿筋圧である．

1.5.1.7 排尿後排尿筋収縮 (Postvoiding detrusor contraction) †

尿流終了に続いて起こる排尿筋圧 (Pdet) の上昇．

1.5.2 排尿時（尿排出時）排尿筋機能 (Detrusor function during voiding)

1.5.2.1 正常排尿筋（収縮）機能 (Normal detrusor (contractile) function) ★

正常の排尿は正常な時間内に膀胱を完全に空にするのに十分かつ持続的な排尿筋収縮によって得られる．それは中枢性の排尿筋収縮の開始と排尿筋収縮に関与する反射の刺激に依存する．排尿筋収縮の大きさ（排尿筋収縮力／パワー）は膀胱が空虚になるまで尿道抵抗の増加に反応して増加する傾向がある．

1.5.2.2 排尿筋低活動 (Detrusor underactivity: DU) ★

通常，尿流量の低下を伴う排尿筋圧の低下または収縮時間の短縮で，排尿時間が延長したり，正常な時間内では膀胱を空にできなくなったりする（参考：「排尿筋低収縮」や「排尿筋収縮力低下」といった用語は収縮強度の低下した排尿筋収縮を示す）．排尿筋低活動は神経因性（neurogenic, 臨床的に明らかな神経学的異常を認める場合）あるいは非神経因性（non-neurogenic）の原因により生じうる．

1.5.2.3 排尿筋無収縮 (Acontractile detrusor) ★

尿流動態検査中に排尿筋の収縮が観察されず（すなわち，排尿筋圧の上昇がない），排尿が得られない．限られた排尿が怒責によって生じることがある．膀胱内圧測定後に患者が普通に排尿する場合，内圧尿流検査中に排尿のための排尿筋収縮の抑制が生じた可能性を考慮しなければな

JCOPY 498-06434

らない．排尿筋無収縮は神経因性あるいは非神経因性の原因で起こる．神経因性排尿筋無収縮（Neurogenic acontractile detrusor）を「排尿筋無反射（Detrusor areflexia）」という用語の代わりに用いるべきである．

1.5.2.4 バランスのとれた排尿（尿排出）（Balanced bladder emptying）†

生理的な排尿筋圧かつ残尿も少量の排尿であると検者が判断した排尿であり，報告書に明記すべきである．

1.5.2.5 誘発された反射性排尿（Initiated reflex bladder emptying）†

患者または治療者が行うさまざまな手段（外因性の刺激）によって人為的に誘発された下部尿路反射で，完全あるいは不完全な排尿を起こす．

1.5.3 排尿時（尿排出時）尿道機能（Urethral function during voiding）

1.5.3.1 排尿時（尿排出時）正常尿道機能（Normal urethral function during voiding）★

排尿の開始は，骨盤底と横紋筋性括約筋（尿道固有横紋筋）の随意的な弛緩で始まる．次いで，膀胱は膀胱頸部とともに収縮する．膀胱頸部は線維が螺旋状に配列しているために開口する．排尿は，正常排尿筋圧と尿流で排尿しうるように尿道が持続的に弛緩していることで促され，膀胱は完全に空になる．

1.5.3.2 排尿時（尿排出時）異常尿道機能（Abnormal urethral function during voiding）★

排尿中の尿道括約筋の弛緩が完全でない，あるいは，（一時的に）収縮することで，排尿筋圧の上昇をきたす．膀胱は完全に空になる場合と完全には空にならない場合（残尿の存在）とがある．

1.5.3.2.1 膀胱出口部閉塞（Bladder outlet obstruction: BOO）★

排尿時の閉塞を意味する一般的用語であり，尿流量の低下とこれと同時に起こる排尿筋圧の上昇である．
膀胱出口部閉塞指数（BOOI = Pdet.Qmax－2Qmax）は閉塞が存在する可能性を示唆する診断基準を提供しうる．
男性では以下の診断基準が用いられる．
BOOI<20 cmH$_2$O = 非閉塞，BOOI 20〜40 cmH$_2$O = 不確定，BOOI>40 cmH$_2$O = 閉塞

1.5.3.2.2 機能障害性排尿（Dysfunctional voiding）★

神経学的に正常な（すなわち神経疾患の既往や明らかあるいは重篤な神経疾患を認めない）者において，排尿中に，大抵は尿道括約筋の不十分あるいは不安定な弛緩による，間欠的かつ/または変動する尿流によって特徴づけられる．機能障害性排尿は機能的膀胱出口部閉塞の原因となりうる．このタイプの排尿は，排尿筋が無収縮あるいは低活動であるために起こることもある（腹圧排尿を伴う排尿）．ビデオウロダイナミクスが，原発性膀胱頸部閉塞かつ/または尿道固有横紋

筋の協調機能障害を診断するために必要とされる.

1.5.3.2.3 排尿筋括約筋協調不全（Detrusor-sphincter dyssynergia: DSD）★

神経疾患（明らかなあるいは重篤な神経障害の存在あるい神経疾患の既往）が認められる状況で, 排尿筋と尿道括約筋（尿道固有横紋筋）が同時に収縮すること.
DSD は 2 つのグループ（持続的あるいは間欠的）に分類される. DSD のタイプと脊髄損傷の病変の重症度は相関する.

1.5.3.2.3.1 タイプ 1 DSD（Type 1 DSD）†

不完全神経病変を有する患者で生じる. 最大排尿筋収縮の時点をピークとする外尿道括約筋（EUS）収縮活動の漸進的な増大で, これに引き続き EUS の急激な弛緩が生じ, 排尿筋圧が低下し排尿が起こる.

1.5.3.2.3.2 タイプ 2 DSD（Type 2 DSD）†

完全神経病変を有する患者でより頻繁に起こる. 排尿筋収縮が起こっている間, 持続的に EUS が収縮し, 機能的膀胱出口部閉塞や尿閉が起こる.

1.5.3.2.4 非弛緩性尿道括約筋（Non-relaxing urethral sphincter）★

尿道括約筋が弛緩せず閉塞しており, 尿流が低下する.

1.5.3.2.5 尿道括約筋の遅延性弛緩（Delayed relaxation of the urethral sphincter）†

排尿企図の間の括約筋の弛緩の障害によって特徴づけられ, 尿流開始の遅延を起こす.

1.5.3.2.6 原発性膀胱頸部閉塞（非神経因性）（Primary bladder neck obstruction (non-neurogenic)）†

排尿中に膀胱頸部の平滑筋が十分に開口しない. 排尿筋圧は膀胱頸部の抵抗に打ち克ち尿を流すために上昇する.

1.5.4 内圧尿流解析（Pressure-flow analysis）†

1.5.4.1 国際禁制学会ノモグラム（ICS nomogram）†

内圧尿流検査結果の解析に用いられるノモグラムの一つ. 最大尿流時排尿筋圧（Pdet.Qmax）をノモグラム上にプロットし, その位置によって, 患者を「非閉塞」,「不確定」,「閉塞」に分類する. なお, 男性における排尿筋収縮力の評価指標として, 膀胱収縮力指数がある.
膀胱収縮力指数（Bladder contractility index: BCI）=PdetQmax+5Qmax
BCI>150 が強い, BCI=100〜150 が正常, BCI<100 が弱い.

JCOPY 498-06434

1.5.4.2 シェーファー ノモグラム（Schäfer nomogram）†

内圧尿流検査結果の解析に用いられるノモグラムの一つ．最小尿道開口用排尿筋圧（minimal urethral opening detrusor pressure, Pdet.muo: 通常，排尿終末時近くの排尿筋圧をx軸にプロットする）*と最大尿流時排尿筋圧（Pdet.Qmax）をノモグラム上にプロットし，この2点を結ぶ直線をノモグラム上に引く．この直線が患者の膀胱出口部抵抗を示し，予めノモグラムに記載されている0〜VIのどの区分にこの直線が入るかで膀胱出口部閉塞のグレード分類が行える（グレードII以上が閉塞あり）．また，この直線の終点（=Pdet.Qmaxのポイント）の位置によって排尿筋収縮強度を診断することも可能である．排尿筋収縮強度は，非常に弱い（VW），弱い（W），正常（N），強い（ST）に分類される．
＊尿道開口時圧（Pdet.uo）とは異なるので注意．

1.6 アンビュラトリー ウロダイナミクス（携行式尿流動態検査）（Ambulatory urodynamics）★

経尿道的カテーテルが膀胱内に留置されて（検査のプロトコールによっては，典型的な尿流動態検査のように直腸内にもう1本留置して），医療環境外で行う下部尿路の機能的テストであり，飲水による自然な膀胱充満と通常の膀胱内圧測定よりも長い時間（例12時間）にわたる膀胱内圧の連続的な記録が行われる．アンビュラトリーウロダイナミクスは，患者の正常な日々の活動中の膀胱機能と尿失禁を再現しうる．

1.7 非侵襲的ウロダイナミクス（非侵襲的尿流動態検査）（Non-invasive urodynamics）†

内圧流量測定の非侵襲的な代替法として，陰茎カフとコンドームカテーテルと尿道デバイスが開発されている．それらのテストの原理は，尿流を遮り，膀胱の圧を測定することである．排尿筋収縮は維持され，尿道括約筋は開いたままである；尿道から膀胱まで一連の流体が形成されれば膀胱内圧の測定が十分可能である（等容量性圧）．尿流を遮断するために必要な尿道外圧は，膀胱の圧力と等しいとされる（すなわち，等容量性膀胱（内）圧-Pves. iso）．それゆえ，Pves. isoは排尿中の膀胱内圧についての情報を提供し，尿流を測定すると，閉塞と非閉塞とを鑑別できる．

1.8 ビデオウロダイナミクス（透視下尿流動態検査）（Video-urodynamics (Fluoro-urodynamics)）†

注入法による膀胱内圧測定と内圧尿流検査（そして可能であれば尿道括約筋筋電図測定）が，下部尿路のリアルタイムイメージングと同時に行われる，下部尿路の機能的検査．

1.8.1 安静時膀胱頸部（Bladder neck at rest）†
閉鎖しており，咳や腹圧負荷時にも閉鎖状態を維持できる．おそらく例外は前立腺摘除後である．

1.8.2 排尿時膀胱頸部（Bladder neck during voiding）†
膀胱頸部は漏斗状に開く．

1.8.3	排尿時膀胱頸部閉塞（Bladder neck obstruction during voiding）†
	膀胱頸部は閉じたままである.

2　画像検査（Imaging）†

2.1　超音波検査（Ultrasonography）†

2.1.1	膀胱内容量, 残尿量（単位: mL）（Bladder volume, Post-void resuidual (PVR, unit: mL)）†
	経腹的または経直腸的超音波検査による膀胱内容量測定. カテーテルによる測定に比べたときに, 次の計算式を使うと最も小さな誤差となる. （経腹的超音波検査による）容量 [mL] ＝ [幅（左右径）×深さ（前後径）×長さ（頭尾長）(cm)] × 0.52（異なる係数があるが, 0.52 が最も一般的な係数の 1 つ）.

2.1.2	排尿筋厚または膀胱壁厚（単位: mm）（Detrusor wall thickness or Bladder wall thickness (DWT or BWT, unit: mm)）†
	膀胱出口部閉塞検出目的の（リニア）高周波超音波スキャナを用いた経腹的な膀胱前壁の可視化であり, 250 mL 以上膀胱に蓄尿した状態で DWT が 2 mm 以上, もしくは 150 mL 膀胱に蓄尿した状態で BWT が 5 mm 以上なら, 膀胱出口部閉塞の存在が疑われる.

2.1.3	超音波推定膀胱重量（単位: g）（Ultrasound-estimated bladder weight (UEBW, unit: g)）†
	膀胱内尿量と膀胱壁厚を基に算出する.

2.1.4	膀胱内前立腺突出長（単位: mm）（Intravesical prostatic protrusion (IPP, unit: mm)）†
	膀胱内腔における膀胱基部から前立腺先端までの距離の経腹的測定法. 典型的な測定のためには 100〜200 mL の蓄尿量が推奨される. 400 mL 以上になると IPP 値は下がるとされる. その IPP 測定は 3 つのグレードに分けられる: グレード I 0〜4.9 mm, グレード II 5〜10 mm, グレード III >10 mm. IPP グレード III は, 前立腺関連膀胱出口部閉塞と関連する.

2.1.5	前立腺超音波検査（Prostate ultrasound）†
	前立腺および移行域体積の測定, 前立腺の輪郭の測定, および, 石灰化, 嚢胞, 膿瘍, 腫大の評価のための前立腺実質の視覚化.

2.2　排尿時膀胱尿道造影法（Voiding cystourethrography）†

排尿時の膀胱頸部, 尿道, 前立腺の画像（イメージング）. 主な用途は, 閉塞部位（例えば膀胱頸部や前立腺）の診断目的である. 膀胱尿管逆流, 膀胱瘻または尿道瘻, 膀胱憩室または尿道憩室, 尿道狭窄を見つけることができる.

2.3　ビデオ排尿時膀胱尿道造影法（Videocystourethrography）†

蓄尿時および排尿時の膀胱と尿道の同期的な放射線学的スクリーニング. 本法と排尿時膀胱尿道造影法の唯一の違いは, 持続的なイメージの取り込みである.

2.4　ビデオウロダイナミクス（透視下尿流動態検査）（Video-urodynamics）†

JCOPY 498-06434

ビデオウロダイナミクスは，内圧測定と尿流測定を，ビデオ膀胱尿道造影法と同期して行う検査で，膀胱注入時と排出時の機能に関する情報を伴う動態検査である．ビデオウロダイナミクスには，2つの決定的な特徴がある．1）それは動的技術であり，下部尿路の形態的および機能的変化を，時間関数として記録する．この特徴は，このテクニックを，膀胱造影法から得られる静的イメージから明確に区別する．2）この技術は，従来型尿流動態検査とともに同時に用いられる技術である．尿路のイメージ獲得は，X線（透視下）または超音波によってなされる．厳密には，"video"という接頭詞は，画像の記録を意味しており，その取得のことではない．

1 男性下部尿路機能障害の診断 (Diagnosis (most common) of male lower urinary tract dysfunction)

症状，徴候と尿流動態検査に基づく診断は，3つのサブグループ，すなわち蓄尿機能障害，尿排出機能障害，そして蓄尿機能障害と尿排出機能障害の混合型に分けられる．

1.1 蓄尿機能障害 (Storage dysfunction: SD) ★

注入法による膀胱内圧測定中の，膀胱知覚，排尿筋圧，膀胱容量の異常な変化に基づいて，膀胱側の因子と出口部側の因子に分けて診断される（C. 検査 1.4 注入法による膀胱内圧測定を参照）．なお，症状と尿流動態検査を組み合わせた主たる診断を以下に示す．

1.1.1 膀胱側の因子 (Bladder factors)

1.1.1.1 膀胱知覚過敏 (Bladder oversensitivity: BO) †

症状と尿流動態検査によってなされる臨床診断であるが，昼間頻尿と夜間頻尿の症状を伴った患者で最も起こりやすい．頻度・尿量記録では，明らかに減少した平均一回排尿量（昼夜とも）が認められる．膀胱内圧測定所見は，C. 検査 1.4.3.7 に示す通りであり，これらの所見が起こる特異的な膀胱容量は，母集団により異なる．

1.1.1.2 排尿筋過活動 (Detrusor overactivity: DO) ★

症状と尿流動態検査によるこの診断は，下部尿路症状を伴った患者（過活動膀胱症状がより一般的）において，注入法による膀胱内圧測定中に排尿筋収縮が起こったときになされる（C. 検査 1.4.5.2 参照）．

1.1.1.3 膀胱コンプライアンス低下による蓄尿機能障害 (Reduced compliance storage dysfunction: RCSD) †

下部尿路症状，とりわけ蓄尿症状を持つ患者において，症状と尿流動態検査にてこの診断がつけられる．通常はコンプライアンス低下を示唆する容量減少を伴う，蓄尿時の非一過性の（ときに直線的あるいは加速度的）膀胱内圧の上昇がある（C. 検査 1.4.5.3 参照）．

1.1.1.4 膀胱コンプライアンス低下による尿失禁 (Reduced compliance storage dysfunction (RCSD) incontinence) †

膀胱コンプライアンス低下による蓄尿機能障害（RCSD）と関連のある尿失禁．

1.1.2 出口部側の因子 (Outlet factor)

（尿道 / 括約筋機能不全 – 尿道抵抗の減少 – 無機能 / 機能不全）

（Outlet factor: Urethra/Sphincter Dysfunction - decreased urethral resistance - incompetence/insufficiency）

1.1.2.1 ウロダイナミック腹圧性尿失禁（Urodynamic stress incontinence: USI）★
症状，徴候，尿流動態検査によってなされるこの臨床診断は，排尿筋収縮がなく，腹腔内圧の上昇と関連した，注入法による膀胱内圧測定中の不随意の漏出所見を認めるもの（C. 検査 1.4.7.2.1 参照）.
サブタイプ：尿道括約筋不全（Intrinsic sphincter deficiency, C. 検査 1.4.7.2.2 参照）

1.2 尿排出機能障害（排尿機能障害）（Voiding dysfunction: VD）†
異常に緩徐かつ / または不完全な排尿に関連したこれらの診断は，異常に低い尿流量かつ / または異常に高い排尿後残尿量として現れ，（関連した画像診断を含め）内圧尿流検査（PFS）で確認される．なお，この「尿排出機能障害（排尿機能障害）」に「蓄尿機能障害」を合わせた意味での機能障害に対しては, 本来,「下部尿路機能障害」という用語を用いるべきで,「排尿障害」および「排尿機能障害」という用語を使用すべきではない.

1.2.1 膀胱側の因子（排尿筋活動の不良または消失）（Bladder factor (poor or absent detrusor activity)）★

1.2.1.1 排尿筋低活動（Detrusor underactivity: DU）★
関連した症状，徴候と併せて，一般的に（いつもではないが）以下の尿流動態検査所見に基づいて診断する．低い尿流量を伴った低い排尿筋圧もしくは短い排尿筋収縮として現れ，その結果排尿時間が延長したり，正常な時間内で膀胱を空にできなくなったりする（C. 検査 1.5.2.2 参照）．その際，残尿を伴うこともあれば伴わないこともある.

1.2.1.2 排尿筋無収縮（Detrusor acontractility: DAC）★
関連した症状，徴候と併せて，一般的に（いつもではないが）以下の尿流動態検査所見に基づいて診断する．排尿時に排尿筋収縮がみられず，その結果，排尿時間の延長かつ / または，正常時間内で完全に排尿できない（C. 検査 1.5.2.3 参照）．排尿筋無収縮のある男性は，通常，いきみ，または膀胱への用手的圧迫を用いて排尿するが，結果的には，異常に低い尿流量，かつ / または異常に多い残尿量を示す.

1.2.2 出口部側の因子（尿道 / 括約筋の機能障害）（Outlet factor (Urethral/Sphincter dysfunction)）

1.2.2.1 膀胱出口部閉塞（Bladder outlet obstruction: BOO）★
関連する症状，かつ / または徴候と併せて，尿流動態検査（内圧尿流検査±画像検査）所見に基いて診断する（C. 検査 1.5.3.2.1 参照）．多量の残尿を伴うことも伴わないこともある.

1.2.2.2 膀胱出口部閉塞の部位または原因となりうるもの（Possible sites/causes of BOO）†

　　1）機能的閉塞：膀胱頸部閉塞，排尿筋括約筋機能不全，骨盤底過活動など.

　　2）機械的閉塞：良性前立腺腫大，尿道狭窄，外尿道口狭窄など.

　　下部尿路の画像検査，特に，透視下尿流動態検査と筋電図測定が閉塞部位と原因の評価に必要とされる.

1.3 蓄尿・尿排出混合型機能障害（Mixed storage and voiding dysfunction）†

1.3.1 排尿筋過活動と膀胱出口部閉塞（Detrusor overactivity and bladder outlet obstruction: DO-BOO）†

内圧尿流検査における BOO の存在下での注入法による膀胱内圧測定で DO が存在する場合.

1.3.2 排尿筋低活動を伴う排尿筋過活動（Detrusor overactivity with detrusor underactivity: DO-DU）†

内圧尿流検査上の DU に併存して，注入法による膀胱内圧測定時に DO を認める場合. この診断は，detrusor hyperactivity with impaired contractility（DHIC）や detrusor overactivity with impaired contractility（DOIC）という古い表現にとって代わるべきである. それは高齢者グループで最もよくみられる.

2 成人神経因性下部尿路機能障害の臨床診断（Clinical diagnosis of adult neurogenic lower urinary tract dysfunction: ANLUTD）

神経因性下部尿路機能障害（NLUTD）の臨床診断は，症状および徴候の臨床像を指す. それは，特異的な尿流動態所見かつ / または非尿流動態的な根拠によって特徴づけられるが，それぞれ，特徴的な症状や徴候に関連する尿流動態所見によって決定される，かつ / または，関連する病的経過の非尿流動態的根拠によって決定される. この病的経過は，神経機能の消失の程度と支配神経系のうちどの部分が障害されたかに依存する. 神経病変は，その発症時期，神経学的な進行の危険度，障害の程度とレベルなどを記載する.

2.1 脊髄ショック期（Spinal shock phase）†

急性神経傷害や脊髄損傷に引き続いて起こる，通常一過性の病期を指し，障害レベル以下の知覚消失，運動麻痺，反射の消失を特徴とする. この病期の NLUTD は，通常，一過性の痛みのない尿閉状態を呈する.

2.2 橋より上位の病変（橋上型）（Suprapontine lesion: SPL）†

橋より上位（前脳 あるいは中脳）の神経系病変. NLUTD の特徴は，大脳による調節と中枢性の抑制が障害されるため（膀胱の）反射的収縮（すなわち排尿筋過活動）が生じるが，通常，排尿時の尿道の協調的弛緩は保持される（排尿筋括約筋協調不全はない）.

2.3 仙髄より上位の脊髄（核上型）/ 橋病変（橋型）（Suprasacral spinal cord/ pontine lesion: SSL）†

仙髄より上位の脊髄または橋の病変. NLUTD の特徴としては，通常，排尿筋過活動とそれに伴う尿失禁を呈する. 排尿筋括約筋協調不全（DSD）を伴う場

合と伴わない場合があり，伴う場合は，しばしば，高圧膀胱と有意な（多量の）残尿を認める．

2.4 仙髄病変（核型）(Sacral spinal cord lesion: SSCL) †

仙髄領域の神経病変．NLUTD の特徴的な表現型は，排尿筋無収縮に通常（尿道）括約筋活動の障害を合併し，膀胱コンプライアンス低下を合併することもある．

2.5 核下型（馬尾および末梢神経病変）(Infrasacral (cauda equina and peripheral nerves) lesion: CEPNL) †

馬尾かつ / または末梢神経の病変．排尿筋無収縮かつ / または腹圧性尿失禁が生じる可能性がある．糖尿病性神経障害では，これらの異常に加えて排尿筋過活動を合併しうる．

2.6 混合性神経病変 (Mixed neuronal lesion) †

中枢神経系の異なる複数のレベルに同時に病変を認める場合を指す．

2.7 自律神経過（緊張）反射 (Autonomic dysreflexia) †

第 6 胸髄よりも高位の胸髄損傷あるいは頸髄損傷で生じる症候群で，自律神経系の交感神経核の支配領域への刺激によって誘発される，損傷部位以下の交感神経機能の異常亢進とそれより高位の代償性自律神経反応を特徴とする．

2.7.1 無症候性自律神経過（緊張）反射 (Asymptomatic autonomic dysreflexia) †

血圧上昇のみで他の症状を伴わない自律神経過（緊張）反射．

2.8 神経因性過活動膀胱 (Neurogenic overactive bladder) †

過活動膀胱（尿意切迫感によって特徴づけられ，切迫性尿失禁は伴うことも伴わないこともあり，通常，日中の排尿回数増加と夜間排尿回数の増加を伴う症候群）のうち，臨床的に原因となる神経疾患が明らかな場合を指す．少なくとも尿意が部分的に保持されている場合に用いる．

2.9 排尿調整障害（排尿調節障害）(Voiding dysregulation) †

一般的に社会的に不適切な状況，例えば服を着ているままの状態やトイレから離れた公共の場所など，で排尿すること．

2.10 不随意排尿 (Involuntary voiding) †

覚醒時に排尿する意思がない状態で散発的に排尿するという症状または診断．

1 成人神経因性下部尿路機能障害 (ANLUTD) に対する治療

1.1 反射性排尿 (誘発) (Bladder reflex triggering) ★

患者自身または療法士（または介護者）によって行われる, 膀胱以外の部分を刺激することによって反射性排尿を誘発する種々の方法.

1.2 膀胱圧迫 (絞りだし排尿) (Bladder expression) ★

膀胱からの知覚の有無にかかわらず, 膀胱内の尿の排出を促進するために膀胱内圧を上昇させる目的で行う種々の圧迫法.

1.3 導尿 (Catheterization)

膀胱または代用膀胱内の尿を排出するためにカテーテルを挿入する手技.

1.3.1 カテーテル留置 (Indwelling catheterization)

膀胱, 代用膀胱または尿路導管内の尿を排出するためにカテーテルを留置すること

1.3.2 間欠導尿 (法) (Intermittent catheterization: IC) ★

膀胱または代用膀胱内の尿を排出するために（大抵は一定の間隔で）定期的に間欠的に行う導尿法.

1.3.2.1 清潔間欠導尿 (法) (Clean IC: CIC) ★

清潔操作で行う間欠導尿法. 通常, 手と外陰部を清拭して, ディスポーザブルまたは清潔な再使用型のカテーテルを用いて行う導尿法を指す.

1.3.2.2 無菌間欠導尿 (法) (Aseptic IC) †

専用の清潔野で, 外陰部を無菌操作で消毒し, 無菌的な（単回使用の）カテーテルと器具 / 手袋を用いて行う導尿法.

1.3.2.3 滅菌間欠導尿 (法) (Sterile IC) †

上記に加えて, マスク・ガウンを付けて, 無菌的な攝子・手袋を用いて完全な無菌操作で行う導尿法.

1.3.2.4 ノータッチ間欠導尿 (法) (No-touch technique IC) †

この方法は, 患者が "ready to use catheter"（潤滑剤が事前塗布されているカテーテルで, 通常親水性カテーテル）を用いることによって自己導尿の実施がより簡単になる方法として導入された. 親水性カテーテルの潤滑な表面に直接触れることなくカテーテルを扱えるように, 挿入用のハンドグリップあるいは特殊な包装が用いられる.

1.4 電気刺激療法 (Electrostimulation)

1.4.1 | **直接神経電気刺激療法**（Direct electrical neurostimulations）†
神経や神経組織を直接電気刺激して標的臓器の機能を改善させる目的で行う治療法．神経や神経組織に刺激電極を直接あるいはその周辺に埋め込むことによって実施される．

1.4.2 | **電気神経変調療法**（Electrical neuromodulation）†
神経や神経組織を電気刺激することによって下部尿路の機能を調整し，治療的な反応を引き起こす治療法．

1.4.3 | **経皮的神経電気刺激療法**（Transcutaneous electrical nerve stimulation: TENS）†
経皮的に電気刺激をすることで下部尿路機能を調整し，下部尿路の治療的な反応を引き起こす神経変調療法．

1.4.4 | **骨盤部電気刺激療法**（Pelvic electrical stimulation）†
骨盤内臓器またはその支配神経を電気刺激する治療法．

ICSS 標準用語報告書の中から，小児に特有な用語を抽出した．

1 機能性排尿排便障害（Bladder and bowel dysfunction: BBD）†

下部尿路症状と排便症状のそれぞれの異常の背景にある病態が，互いに負の影響を及ぼし合って悪循環を形成し，それぞれの機能正常化を阻害している病態．

2 排尿回数過多または過少（Increased or decreased voiding frequency）†

排尿回数は，膀胱容量よりも，年齢，利尿状態，飲水量に依存する．排尿回数の正常値は，報告によって異なる．7〜15 歳の小児では，昼間排尿回数 8 回以上を排尿回数過多（頻尿），昼間排尿回数 3 回以下を排尿回数過少とすることを推奨する．ただし，排尿回数は，きちんと記載された頻度・尿量記録（排尿記録）または排尿日誌を収集しないと十分には評価できないかもしれない．

3 排尿我慢姿勢（Holding maneuvers）†

排尿を我慢したり，排尿筋過活動に関連すると思われる尿意切迫感を抑制するために行う姿勢（動作）を指す．患児は必ずしもこれらの姿勢の目的を充分に自覚しているとは限らないが，介護者にとっては通常気づかれる姿勢である．よく見られる姿勢としては，つま先立ち，両下肢を強く交差させる，外陰部や腹部を握ったり，圧迫したりする，（かかとを会陰部にくっつけてしゃがみ込む，椅子の角の上に座るなどをして）会陰部を圧迫する，などがある．

4 排便日誌（Bowel diary）†

機能性排尿排便障害（BBD）を除外するためには，下部尿路機能と排便機能は密接な関係にあるので，双方の機能をスクリーニングする必要がある．下部尿路症状を有する患児の機能性便秘症の管理に関する ICCS 標準用語報告書では，排便機能の評価に Bristol Stool Form Scale を用いた 7 日間の排便日誌が推奨されている．しかしながら，機能性便秘症の診断については確固たる基準はないが，Rome-III criteria が最も一般的に認められている診断基準である．

5 機能障害性排尿（Dysfunctional voiding）

機能障害性排尿の小児は排尿中に尿道括約筋や骨盤底筋を習慣的に収縮させ，外尿道括約筋電図検査を同時測定した尿流測定では，波形は鋸歯状で，尿流の途絶は伴う場合も伴わない場合もある．
注釈：この用語は，神経学的に異常のない患者に用いられる．

6 機能障害性排尿症状スコア（Dysfunctional voiding symptom score: DVSS）†

本来，このスコアは機能障害性排尿（Dysfunctional voiding）を診断するため，

あるいはその治療経過を経過観察するために，トロント小児病院で開発されたものであるが，広く，小児の下部尿路症状や排便症状の程度を半定量的に示すツールとして利用されている．わが国でも，言語学的に認証された日本語版の質問票（子ども記入用，保護者記入用）が開発されている．

7 尿流曲線の形状 (Flow curve shape)

尿流パターンを解析する際に，尿流曲線の形状は何にも増して重要である（**図**）．

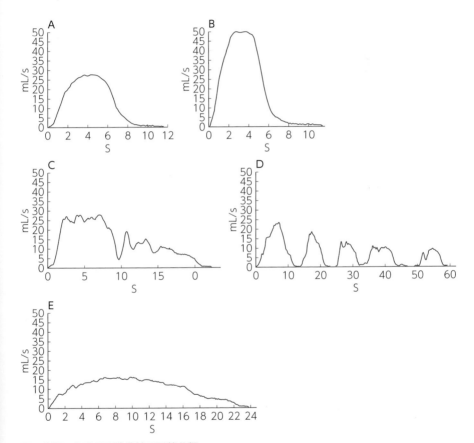

図 小児における尿流曲線の形状分類
A: ベル型パターン（Bell-shaped curve），B: タワー型パターン（Tower-shaped curve）
C: スタッカート型パターン（Staccato-shaped curve），
D: 断続型パターン（Interrupted-shaped curve）
E: 平坦型パターン（Plateau-shaped curve）
(Austin PF, Bauer SB, Bower W, et al. The standardization of terminology of lower urinary tract function in children and adolescents: Update report from the standardization committee of the International Children's Continence Society. Neurourol Urodyn. 2016 35: 471-81.)

形状の詳細は，膀胱収縮能，腹圧の影響，膀胱出口部の筋組織との協調，それより遠位の解剖学的閉塞に依存する．5 つのパターンに分類される．個々のパターンは，必ずしも背景（原因）となる異常を診断するものではなく，むしろある特定の状態を示唆する指標にすぎない．

7.1 ベル型パターン（Bell-shaped curve）†

性別，年齢，排尿量にかかわらず，ベル型パターンは正常な小児の尿流パターンである．

7.2 タワー型パターン（Tower-shaped curve）†

急峻で，高い振幅で持続時間の短い曲線パターンで，排尿時の爆発的な膀胱収縮によって生じる過活動膀胱が示唆される．

7.3 スタッカート型パターン（Staccato-shaped curve）†

排尿中を通して不規則で波打ったようなパターンだが，中断することはない（排尿中決して 0 mL/s にはならず持続的である）．このパターンは，排尿時の間欠的な括約筋過活動による膀胱と尿道括約筋の協調障害（機能障害性排尿）を示唆する．急峻な山と谷を認める．スタッカート型パターンと評価するには，尿流量の変動が最大尿流量の平方根よりも大きい場合とすべきである．

7.4 断続型パターン（Interrupted-shaped curve）†

このパターンはスタッカート型パターンと類似して，多峰性を呈するが，必ず排尿が完全に途絶する（尿流量が 0 mL/s となる）部分が存在する点で，スタッカート型パターンとは異なる．このパターンは，低活動膀胱で，尿排出のための主な駆出力は腹圧であることが示唆され，腹圧と腹圧との間に排尿の中断がある．しかしながら，このパターンは，膀胱と外尿道括約筋の協調不全でも起こりうる．

7.5 平坦型パターン（Plateau-shaped curve）†

このパターンは，平坦で，振幅が低く，排尿時間が長い尿流曲線パターンで，膀胱出口部閉塞（BOO）を示唆する．BOO は，解剖学的なもの（例：後部尿道弁や尿道狭窄）でも機能的なもの（例：持続的な括約筋収縮）でもよい．括約筋筋電図と併用することによって，BOO のサブタイプを鑑別できる可能性がある．平坦型パターンは，低活動膀胱で，長時間持続的に腹圧排尿した場合にも見られうるので，尿流測定の際に腹圧をモニターすると鑑別に有用なことがある．

8 直腸伸展（Rectal distension）†

直腸の横断径が，便秘や便塊貯留の指標として単独で有用であることを支持する充分なエビデンスはないが，便秘の有無にかかわらず小児において，骨盤部超音波検査で直腸の横断径が 30 mm を超えることは，直腸診上の直腸内便塊貯留の所見と相関する．

9 スピニング-トップ（Spinning-top）†

外尿道括約筋と排尿筋の協調不全の際に排尿時膀胱尿道造影やビデオウロダイナミクスで観察される近位部尿道，後部尿道が拡張した所見．神経障害（疾患）

JCOPY 498-06434

を有する小児における排尿筋括約筋協調不全（DSD）や，神経学的に異常のない小児においても，排尿時の外尿道括約筋と排尿筋の協調不全（機能障害性排尿など）の際に観察される．さらに，機能障害性排尿のない過活動膀胱の患者でも膀胱内圧の上昇や尿意切迫感の間に習慣的な尿失禁の防御あるいは尿保持手段のために呈することがある．

10　4 時間排尿観察（Four hour voiding observation）†

4 時間排尿観察は，乳児における膀胱機能を評価する際に妥当性が検証された方法．この観察方法は，通常の状況下での乳児の持続的な観察であり，頻回の超音波検査を用いて膀胱充満と残尿量をそれぞれの排尿前後測定する．排尿量は，オムツの重さで計測される場合もある．

11　推定膀胱容量（EBC, 単位: mL）（Expected bladder capacity (EBC, unit: mL)）†

比較の際に参考値あるいは標準値として使用され，30×（年齢＋1）mL で計算される．推定膀胱容量は 4 〜 12 歳の小児に適応され，12 歳では 390 mL に到達する．

12　夜尿症（Nocturnal enuresis）★

夜尿症は，夜間睡眠中の間欠的な尿失禁の症状および状態である．夜尿症以外の下部尿路症状（夜間頻尿は除く）を呈しない場合，単一症候性夜尿症と定義される．夜尿症とそれ以外の下部尿路症状を有する小児は非単一症候性夜尿症とよばれる．非単一性夜尿症は，日中の下部尿路症状が改善すると単一性夜尿症となる．一方，夜尿症を発症時期をもとに分類すると，夜尿が消失していた時期があったとしても 6 カ月に満たない場合を一次性夜尿症といい，これまでに 6 カ月以上消失していた時期がある場合に二次性夜尿症と定義される．

13　排尿延期習慣（Voiding postponement）†

小児で，習慣的に排尿我慢姿勢を取りながら排尿を我慢する状態．排尿回数の減少，尿意切迫感，膀胱充満からの尿失禁にしばしば関連している．

14　腟逆流（Vaginal reflux）†

トイレトレーニングを行った女児で，排尿の際に脚を内転することで腟前庭の内側に尿が流入する結果として尿失禁が生じる状態．陰唇の局所炎症による陰唇の癒着に関連していることもある．

15　笑い（哄笑）尿失禁（Giggle incontinence）★

笑い失禁は，稀な状態で，哄笑中あるいはその直後に多量の排尿あるいは失禁が生じること．笑うときを除いて，下部尿路機能は正常である．

16　アラーム療法（Alarm treatment）†

尿失禁の直後に通常は音響信号といった強い感覚信号を与える機器を用いた夜

尿症に対する治療法.

17 ウロセラピー (Urotherapy) †

ウロセラピーは保存的な方法に基づく治療であり，下部尿路の健康を回復させるために非常に広い分野の医療従事者が関与する下部尿路機能障害の治療法. 以下の標準的な構成要素で構成される. 1) 情報提示と啓蒙, 2) 下部尿路機能障害の改善方法, 3) 生活指導, 4) 排尿日誌や頻度・尿量記録, アプリを用いた症状や排尿習慣の記録, 5) 在宅介護者（家族）に対する定期的な介入.

JCOPY 498-06434

和文索引

欧文索引